TRAITÉ

DU

BANDAGE PLATRÉ.

Corbeil, typ. et stéréotypie de Crété

TRAITÉ

DU

BANDAGE PLATRÉ

PAR

A. MATHYSEN

Docteur en médecine et en chirurgie, officier de santé de 1re classe
dans l'armée néerlandaise, membre des Sociétés
de médecine d'Amsterdam, Hoorn, Utrecht, Bruxelles, Bonn, Halle,
Vienne, Neufchâtel et Zurich;
Chevalier du Lion néerlandais et de la Couronne de Chêne.

ACCOMPAGNÉ DE FIGURES INTERCALÉES DANS LE TEXTE.

PARIS

J. B. BAILLIÈRE ET FILS,

LIBRAIRES DE L'ACADÉMIE IMPÉRIALE DE MÉDECINE,

Rue Hautefeuille, 19.

BOIS-LE-DUC,

MULLER FRÈRES, LIBRAIRES.

1859

AVANT-PROPOS.

> « Il n'est pas toujours donné au praticien qui apporte une innovation à un procédé chirurgical ou à une méthode de traitement, de lui donner de prime abord le degré de perfection désirable. L'application du moyen qu'il met en usage modifie ses idées à mesure qu'il expérimente, et il arrive ainsi à la découverte du principe qu'il cherchait. »
>
> SEUTIN, *Traité de la méthode amovo-inamovible*, page 24.

Dans mes deux *Traités* sur la méthode de déligation inventée par moi, publiés en 1852 et 1854, j'ai émis l'opinion que le bandage plâtré serait probablement susceptible de modifications et d'améliorations nombreuses. L'expérience a bientôt justifié cette prévision.

Dans mes investigations ultérieures que j'ai poursuivies assidûment, je me suis principalement proposé de parvenir : 1° à simplifier le bandage plâtré, et à économiser du temps dans l'application ; 2° à le rendre amovible et amovo-inamovible d'une manière simple et facile ; 3° à lui donner une telle construction qu'on puisse l'allonger et le faire glisser dans le sens de sa longueur, afin de pouvoir à différentes époques opérer l'extension et la contre-extension du membre, sans être forcé d'enlever le bandage.

Pour répondre à la première proposition, j'ai remplacé le coton ordinaire que j'employais d'abord par le coton croisé, et par la flanelle de qualité inférieure. Les tours de bandes préparées de ces étoffes doivent à peine se couvrir de moitié pour établir des bandages très-solides, ce qui fait gagner un temps considérable. Dans le plus grand nombre des cas, je supprime la bande non plâtrée, dont on recouvre la partie pour prévenir l'agglutination du plâtre aux poils; j'onctionne seulement la peau de cérat, ce qui simplifie beaucoup l'application du bandage. A l'aide de ces diverses modifications, on est à même d'appliquer le bandage plâtré pour une fracture de la jambe en cinq ou six minutes, et peu de moments après il constitue une coque très-solide qui résiste à l'action des liquides et aux intempéries de tout genre, et permet le transport des blessés sans secousses nuisibles ni douloureuses. Certes, ces qualités sont précieuses et dignes de fixer la sollicitude des médecins militaires, et des amis de l'humanité. Aussi le bandage plâtré a-t-il été introduit dans l'armée et la marine néerlandaise, par circulaire de M. l'Inspecteur en chef du service de santé militaire, en date du 28 septembre 1852.

Pour rendre le bandage plâtré amovible et amovo-inamovible, j'ai fait ajouter à la branche inférieure des ciseaux que j'ai conseillés pour inciser le bandage, un bouton qui les fait pleinement répondre à mon intention.

Le bandage plâtré par sa solidification instantanée et la solidité immense qu'on peut lui donner, n'offre pas moins d'avantages à la chirurgie vétérinaire. L'expérience nous a démontré que l'on peut guérir par son aide, les fractures du cheval aussi bien que celles de l'oiseau.

Le présent opuscule a été livré au public dans l'intention de propager ma méthode de déligation. Pour cette raison, j'ai cru devoir être bref dans ma description du bandage plâtré, et la rendre aussi succincte que possible; je crois toutefois avoir suffisamment développé les règles générales qui président à la confection et à l'application du bandage; j'ai jugé superflu de donner une description particulière des différents bandages plâtrés pour fractures qui peuvent puiser leur mode d'application dans les règles générales déjà posées, et j'ai cru pouvoir me borner à décrire séparément ceux dont la construction spéciale exige un développement particulier.

J'espère que ce travail se trouvera dans bien des mains, et que l'on voudra bien examiner et apprécier avec bienveillance le bandage plâtré et les modifications ultérieures que j'y ai apportées. Je le soumets avec confiance au jugement des praticiens; eux seuls pourront se prononcer sur la question de savoir jusqu'à quel point j'ai réussi dans mes efforts pour améliorer ma méthode de déligation, et pour la rendre universellement applicable.

TRAITÉ
DU BANDAGE PLATRÉ.

REMARQUES PRÉLIMINAIRES.

Le bandage plâtré de même que les bandages amidonné et dextriné, appartient à cette classe de bandages qui, appliqués à l'état mou, se solidifient plus ou moins promptement.

La manière dont ces bandages acquièrent leur solidité ne repose pas sur le même principe. Les bandages d'amidon et de dextrine se solidifient par dessiccation, tandis que le bandage plâtré acquiert sa solidité par la cristallisation du gypse, élément minéral qui lui donne en outre des propriétés spéciales qu'on cherchera en vain dans les bandages amidonné et dextriné.

Mon intention n'est pas d'entrer dans des comparaisons entre le bandage plâtré et autres bandages solidifiables le plus en usage, tels que le bandage inamovible du célèbre baron Larrey, le bandage amidonné du baron Seutin, et le bandage dextriné du professeur Velpeau. Je me bornerai à la simple description des propriétés les plus importantes du bandage plâtré, laissant à l'expérience et à l'appréciation du lecteur d'en tirer des conséquences et faire un parallèle entre ces différents appareils et celui de mon invention.

Les principales propriétés du bandage plâtré, sont :

1° *Sa simplicité*. Pour l'application du bandage plâtré on

n'a besoin que d'étoffe de coton ou de flanelle, de plâtre et d'eau. La bande plâtrée étant préparée avec ces étoffes, on a l'élément nécessaire pour confectionner et appliquer toutes sortes de bandages contentifs. Il faut considérer comme un véritable avantage, de pouvoir préparer d'avance les bandes plâtrées et de pouvoir les conserver pour l'usage.

2° *La facilité avec laquelle on applique le bandage.* En considérant que pour le bandage d'une fracture de la jambe, il ne faut que 5 à 6 bandes plâtrées de 2 mètres de longueur, qu'on déroule sur le membre en formant de simples doloires sans renversés, on concevra avec combien de facilité et de promptitude un tel bandage s'applique. Aussi ne faut-il que 6 à 7 minutes pour l'appliquer.

3° *Consolidation instantanée.* Quelques minutes après son application, le bandage a déjà acquis toute sa solidité.

4° *Pression circulaire régulière.* La bande plâtrée étant étroite (3 centimètres 1/2), s'applique régulièrement en doloires autour du membre. En serrant plus ou moins fortement la bande plâtrée, on peut, selon les circonstances, exercer une pression répressive ou préventive sur les parties molles.

5° *Le bandage plâtré ne se rétrécit ni ne se dilate.* Pour prouver cette thèse que je juge d'une grande valeur, on prend une bande plâtrée de coton croisé ou de flanelle, ayant par exemple, la longueur d'un mètre. On la roule très-mollement et on la met pendant une à deux minutes dans un bassin rempli d'eau. La bande étant bien trempée, on l'étend sur une table, préalablement frottée avec un peu de graisse ou d'huile, afin d'empêcher l'agglutination du plâtre à la table. Immédiatement après on marque les quatre angles de la bande en fixant dans la table quatre épingles, qui ne doivent pas toucher à la bande. On constatera alors, comme résultat de l'expérience, après dessiccation de la bande, qu'elle n'a subi aucun changement, ni dans sa longueur ni dans sa largeur.

6° *Il maintient la chaleur naturelle du membre.* Le plâtre étant un mauvais conducteur du calorique, le bandage plâtré protége les parties contre les grandes chaleurs et le froid vif de l'air ambiant.

7° *La facilité avec laquelle il est supporté.* On comprendra aisément que le bandage est bien supporté en considérant avec quelle exactitude il s'adapte aux parties et les maintient dans l'immobilité; de plus il ne se rétrécit ni ne se dilate, mais reste exactement fixé autour du membre, comme il a été appliqué.

8° *Les formes mobiles qu'on peut lui donner.* Avec des ciseaux boutonnés qu'on peut porter sur soi dans une trousse de poche ordinaire, le bandage plâtré peut être divisé dans toutes les directions, immédiatement après son application. Pour diviser le bandage dans sa longueur ou pour former une valve étendue, il ne faut que trois ou quatre minutes.

9° *Il entretient l'extension et la contre-extension.* Lorsqu'un membre présente les inégalités nécessaires sur lesquelles le bandage peut se fixer en lui servant de points d'appui, comme, par exemple, dans une fracture de la jambe, le pied et les malléoles d'un côté et les inégalités du genou de l'autre, nécessaires aussi pour que l'extension et la contre-extension soient entretenues jusqu'à ce que le bandage soit consolidé, il est de toute impossibilité que les fragments puissent se déplacer dans le sens de leur longueur.

10° *Il résiste à l'action de l'humidité.* Lorsqu'on arrose le bandage plâtré d'eau, ou qu'il s'imbibe de sang, de pus ou d'autres liquides, il ne perd rien de sa solidité ni de sa puissance contentive.

11° *Sa porosité.* En prenant un bandage plâtré qui s'est séché sur le membre et en versant sur sa face interne à l'endroit où a reposé le mollet, de l'eau, de l'éther, du vin, de l'huile, etc., on verra qu'après quelques minutes, ces liquides percent les parois du bandage et se présentent à la face externe. De même des liquides sécrétés au-dessous du bandage pénétrent l'appareil et donnent l'éveil sur toute complication imprévue.

12° *Sa légèreté.* Un bandage plâtré s'étendant des orteils

jusqu'au-dessus du genou, ayant une longueur de 60 centimètre et une circonférence de 34, ne pèse, lorsqu'il est sec, que 450 grammes.

13° *Sa beauté*. Lorsqu'on prend soin d'écarter autant que possible le plâtre de la surface externe du bandage à l'aide d'une éponge mouillée, ce qui rend l'étoffe et les tours de bande plus évidents, le bandage obtient une apparence très-élégante.

14° *Son prix peu élevé*. Aucun bandage dit solidifiable n'est d'un prix aussi modique, car la bande de flanelle de deux mètres de longueur, imbibée de son plâtre, ne revient qu'à 9 centimes. Pour une fracture de la jambe on a besoin de cinq à six bandes. Ce bandage ne coûtera donc que 45 à 54 centimes.

Le bandage plâtré confectionné avec du coton croisé, sera encore d'un prix plus bas, et sous ce rapport il est préférable à la flanelle.

ART. Ier. — DU BANDAGE PLATRÉ.

Pour confectionner et appliquer le bandage plâtré, on fait usage :

1° D'étoffe de coton ou de flanelle;

2° De plâtre ;

3° D'eau.

1° LE COTON.

Toute espèce de coton dont le tissu est susceptible de se laisser imprégner d'une certaine quantité de gypse, peut servir à la confection du bandage plâtré. Cependant l'expérience m'a appris que toute étoffe de coton n'est pas également propre à cet usage. J'emploie de préférence le coton croisé ordinaire, blanchi, comme il se trouve dans le commerce : tissu lâche et poreux, exempt d'apprêt. Cette étoffe ne retient pas seulement le plâtre dans ses mailles, mais s'en imprègne jusque dans les pores des fils, et de cette manière possède plus que tout autre tissu de coton la propriété de donner des bandages légers et solides, avec une quantité de plâtre relativement petite. Comme le coton croisé possède des surfaces filamenteuses et que les bords des bandes qu'on prépare en déchirant l'étoffe, offrent également des filaments nombreux, il en résulte que ce tissu est particulièrement propre à fortifier la cohésion des tours de bande entre eux.

Pour préparer des bandes plâtrées avec du coton croisé, on déchire l'étoffe en bandes de 3 centimètres 1/2 de largeur et de 2 mètres de longueur. Lorsque l'étoffe est bien choisie, une telle bande pèse de 15 à 20 grammes.

Pour faire pénétrer une quantité suffisante de plâtre dans la bande, on l'étend sur une table en fixant les deux bouts, et on la frotte alternativement des deux côtés et à pleine main avec du gypse, jusqu'à ce que les mailles de l'étoffe et les pores des fils en soient remplis et pour ainsi dire saturés. Lorsque l'étoffe est suffisamment frottée avec du plâtre, la bande en a absorbé 80 grammes environ, plus ou moins.

On roule ensuite la bande imprégnée de plâtre *très-mollement*, et on la conserve dans des boîtes pour l'usage.

2° LA FLANELLE.

La flanelle de qualité inférieure fabriquée de laine et de coton, constituant un tissu mince, lâche et élastique, ayant la propriété d'absorber une grande quantité de plâtre, est une étoffe non-seulement très-convenable, mais qui surpasse peut-être toute autre étoffe ou tissu pour la confection des bandages plâtrés. On déchire la flanelle en bandes de 3 centimètres 1/2 de largeur et de 2 mètres de longueur, et on les frotte avec du plâtre de la même manière que les bandes préparées avec le coton croisé.

La bande de flanelle, l'étoffe étant bien choisie, pèse de 10 à 15 grammes et absorbe environ 90 grammes de plâtre.

Le coton ordinaire (calicot) n'absorbe qu'une médiocre

quantité de gypse et donne, avec un nombre égal de tours de bande, un bandage beaucoup moins solide. Quoique le calicot soit inférieur au coton croisé et à la flanelle dans la confection des bandages qui doivent prêter une grande résistance, il est cependant à préférer pour les bandages légers, par exemple pour les doigts, les orteils, etc.

La solidification des bandages se fera d'autant plus promptement, et ils seront d'autant plus solides que la quantité de plâtre absorbé surpassera en poids la couche de l'étoffe dont on se sera servi.

De même que des bandes, on peut confectionner avec les étoffes décrites, soit en les coupant avec des ciseaux, soit en les déchirant, toutes sortes d'autres pièces de pansement et leur donner une forme appropriée à la disposition des parties et à la nature des lésions.

3° LE PLATRE.

Le plâtre doit être de bonne qualité, doux au toucher, exempt de toute substance étrangère, et en poudre assez fine pour pouvoir pénétrer dans les pores des fils de l'étoffe.

La pâte qui résulte de son mélange avec quantité égale d'eau, doit avoir une certaine solidité; une couche de 5 à 7 millimètres de cette pâte desséchée doit se casser avec un certain bruit très-distinct. La quantité d'eau qu'absorbe le plâtre, ainsi que le temps dans lequel se fait la solidification, ne dépendent pas seulement de la qualité du plâtre, mais aussi de sa plus ou moins grande division. Du plâtre de bonne qualité, convenablement pulvérisé, délayé dans deux parties d'eau, donne, en 2 ou 3 minutes, une pâte laiteuse, sans déposition d'eau. Cette pâte se solidifie en dix minutes.

La solidification du plâtre, et conséquemment du bandage, ne résulte pas d'une simple dessiccation, mais bien de la cristallisation du plâtre. Le bandage sera d'autant plus solide que ce travail chimique s'effectue plus tranquillement, car le plâtre solidifié ou cristallisé ne diffère de l'albâtre qu'en ce que ce dernier s'est formé dans les circonstances les plus favorables : aussi la formule chimique de tous les deux est : $CaO, SO^3 + 2HO$. Un repos de quelques minutes est donc nécessaire pour une bonne solidification.

On a conseillé de mêler au plâtre de la terre glaise, de l'amidon, de la dextrine, etc., mais ce mélange doit être rejeté, car, par l'addition de ces substances, le bandage plâtré perd en partie ou en totalité une de ses plus précieuses propriétés, celle de se solidifier instantanément.

4° L'EAU.

Dans l'application du bandage plâtré, on peut se servir de toutes sortes d'eau, mais il faut rejeter comme nuisible, son mélange avec de la bière, du lait, etc., à moins qu'on ne désire retarder plus ou moins la solidification du bandage. On fait au reste indifféremment usage d'eau froide ou d'eau chaude pour son application.

ART. II. — RÈGLES GÉNÉRALES POUR L'APPLICATION DU BANDAGE PLATRÉ

(Supposons une fracture de la jambe)

Après avoir opéré la coaptation des fragments et avoir enduit le membre de cérat ou l'avoir recouvert d'une bande ordinaire, pour empêcher que le plâtre ne se colle aux poils, on prend une bande plâtrée, soit de coton croisé, soit de flanelle. On met cette bande dans un vase rempli d'eau, dans lequel on la laisse séjourner environ une minute, ou mieux aussi longtemps qu'on voit monter des bulles d'air à la surface de l'eau. Lorsque cette bande est mouillée d'outre en outre, on met dans l'eau une seconde bande plâtrée, que l'on y laisse pendant qu'on applique la première. On mouille et on déroule ainsi successivement les bandes suivantes sur le membre, en commençant aux orteils jusqu'à ce que le bandage ait atteint une étendue suffisante (fig. 1). On aura soin de bien exprimer la bande mouillée avant de l'appliquer, afin d'éviter qu'elle suinte et ne souille la literie.

Dans le cas où l'on juge nécessaire d'affermir promptement les fragments de la fracture, ou lorsqu'on ne peut pas régulièrement envelopper le pied et le talon de la bande plâtrée sans nuire à la coaptation, il est à conseiller de commencer l'application du bandage plâtré à la hauteur des malléoles et de le continuer jusqu'à ce qu'il ait atteint l'étendue nécessaire; quelques minutes après, l'extension et la contre-extension pouvant être abandonnées, on enveloppe le pied de bandes plâtrées et on réunit ce bandage sur celui appliqué sur la jambe.

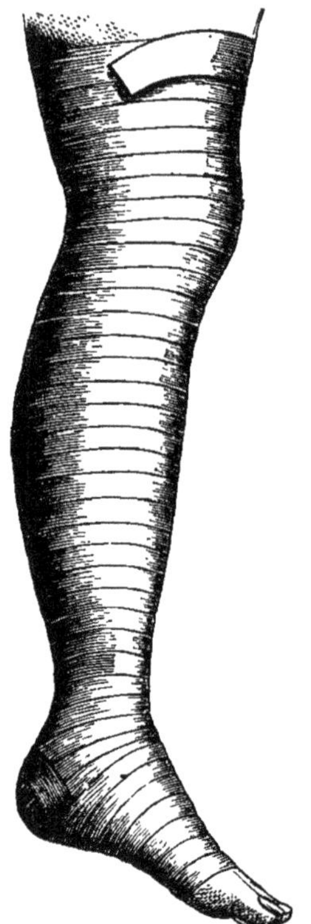

Fig. 1.

Il sera superflu de faire observer que lorsqu'on enveloppe d'abord la jambe et ensuite le pied du bandage plâtré, qu'il faut préalablement entourer celui-ci jusqu'aux malléoles d'une bande ordinaire afin de prévenir le gonflement du pied.

Si pendant l'application du bandage on s'aperçoit que quelques parties des bandes plâtrées ne sont pas suffisamment trempées, ce qui a lieu lorsque la bande n'a pas été très-mollement roulée, on y remédie en y jetant de l'eau avec le creux de la main ou à l'aide d'une éponge.

Les tours des bandes plâtrées doivent s'entre-couvrir de la moitié de leur largeur et toujours former des jets circulaires, sans renversés (fig. 1).

Après avoir appliqué une ou deux bandes plâtrées, on y

passe la main pour répandre uniformément la pâte plâtrée et on enlève le plâtre superflu avec une éponge mouillée. On fait ce lavage autant pour donner au bandage un aspect plus élégant, que pour rendre les tours plus apparents, ce qui facilite l'introduction de la branche des ciseaux entre les doloires lorsqu'on se propose d'inciser partiellement le bandage ou d'y former des valves et des fenêtres.

On enlève très-facilement le bandage plâtré. Pour cela on le mouille avec de l'eau et on le laisse tremper jusqu'à ce que les tours de bande se détachent avec facilité.

Les bandes plâtrées de coton croisé qui ont déjà servi, peuvent de nouveau être rendues propres pour le même usage, en les dépouillant du plâtre. A cet effet on les laisse tremper pendant quelque temps dans de l'eau et on enlève ensuite assez facilement le plâtre à l'aide d'un couteau mousse. Plus les bandes ont séjourné dans l'eau et plus aisément on en enlève le plâtre.

Dans les hôpitaux on peut charger des convalescents de cette besogne et le bandage plâtré devient ainsi très-peu coûteux.

1° DU BANDAGE PLATRÉ AMOVIBLE ET AMOVO-INAMOVIBLE EN GÉNÉRAL.

Le bandage plâtré possède l'avantage immense de se prêter d'une manière extrêmement simple à toutes sortes de formes mobiles et par conséquent de pouvoir être rendu à volonté amovible et amovo-inamovible.

Non-seulement on peut le diviser dans toute son étendue, ce qui procure à l'œil un libre accès aux parties lésées, mais on peut aussi le rendre en partie mobile et en partie immobile; pour une fracture de la jambe, par exemple, on peut avec son aide, immobiliser l'articulation du pied et du genou, ou ces deux articulations à la fois, en même temps qu'on donne la forme mobile à cette partie du bandage qui se trouve entre les deux jointures.

Si l'on prévoit qu'il pourra devenir nécessaire, pendant le traitement d'une fracture, de mouvoir une articulation comprise dans le bandage, afin de prévenir une ankylose, on rend mobile la partie du bandage qui enveloppe l'articulation. Il ne faut pour cela que désunir deux tours de bande au niveau de la jointure, à l'aide d'une spatule étroite, immédiatement après l'application du bandage, pendant que le plâtre est encore mou ; ou mieux on place, en appliquant le bandage, une bandelette de taffetas ciré, entre ces deux tours de bande, ce qui, en empêchant leur agglutination, les tient mobiles l'un sur l'autre.

On parvient aussi à rendre le bandage plâtré mobile dans son axe longitudinal, ce qui permet de l'allonger et de pratiquer à différentes époques, l'extension et la contre-extension du membre.

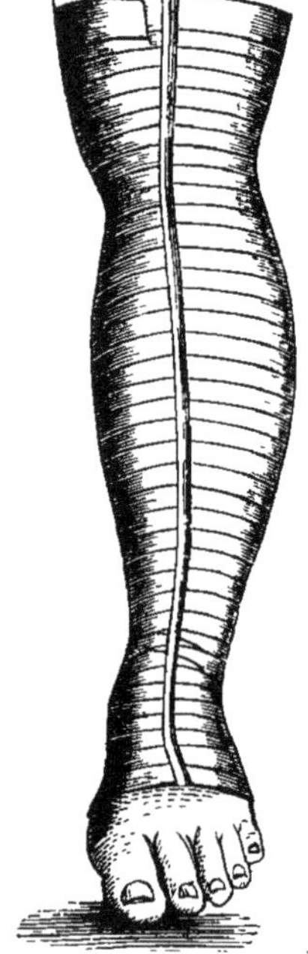

Fig. 2.

2° DU BANDAGE AMOVIBLE APPLIQUÉ SUR LA JAMBE.

On obtient la forme amovible du bandage plâtré par la section de la coque dans toute sa longueur, à la partie antérieure du membre (fig. 2). La section se fait de préférence peu de temps après l'application du bandage, par exemple 15 à 30 minutes, à l'aide de petits et forts ciseaux, dont l'une des branches est boutonnée (fig. 3).

Après la section on peut écarter les valves du bandage, examiner les parties lésées et appliquer les topiques que l'on juge à propos ou nécessaires. A mesure que les parties molles reviennent sur elles-mêmes et qu'il se produit un vide entre le membre et le bandage, on fait chevaucher les valves et on

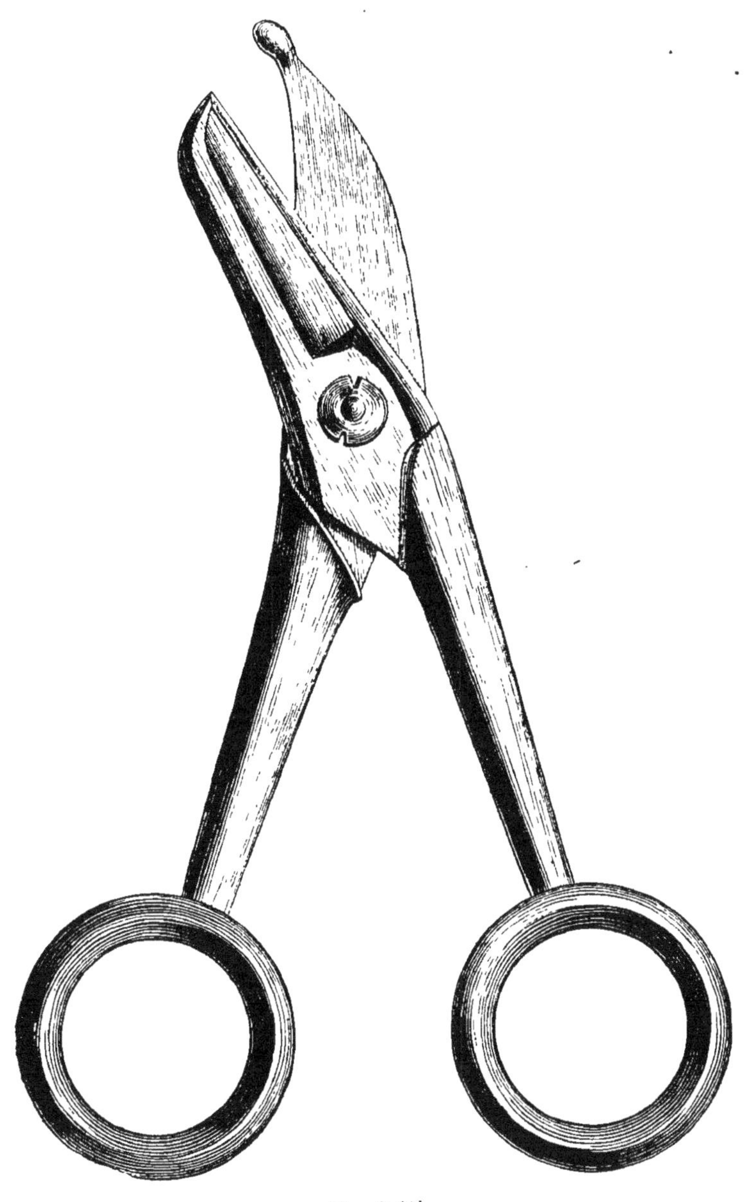

Fig. 3 (1).

(1) Cette figure représente les ciseaux dans leurs dimensions réelles.

les rend inamovibles par l'addition de quelques bandelettes plâtrées, ou par l'application de nœuds de ruban.

Lorsqu'on veut diviser et rendre mobile le bandage devenu sec, il faut le mouiller avec de l'eau avant de l'inciser.

En se servant des ciseaux pour diviser le bandage, il faut que la main gauche soutienne l'action de la main droite.

3° DU BANDAGE AMOVO-INAMOVIBLE PAR LA FORMATION D'UNE GRANDE VALVE APPLIQUÉE SUR LA JAMBE.

Pour tailler une valve étendue dans le bandage plâtré à la partie antérieure du membre, on s'y prend de la manière suivante : à l'aide d'une spatule étroite on sépare dans une courte étendue, deux tours de bande, immédiatement après l'application du bandage, à l'endroit où l'on veut avoir le bord inférieur de la valve (fig. 4, *a*). Cela fait on attend 20 à 30 minutes. Ensuite, le bandage ayant acquis assez de consistance pour résister à la pression des parties molles comprimées, on introduit entre ces deux tours de bande détachés la branche boutonnée des ciseaux que l'on dirige au-dessous du bandage et on divise la coque dans une certaine étendue, suivant la longueur qu'on désire donner à la valve, par deux incisions latérales (*bb*). On aura soin que ces deux incisions se rapprochent et s'arrondissent à leur partie supérieure, en laissant entre elles une petite languette de deux à trois travers de doigt qui fait l'office d'une charnière très-mobile (*c*).

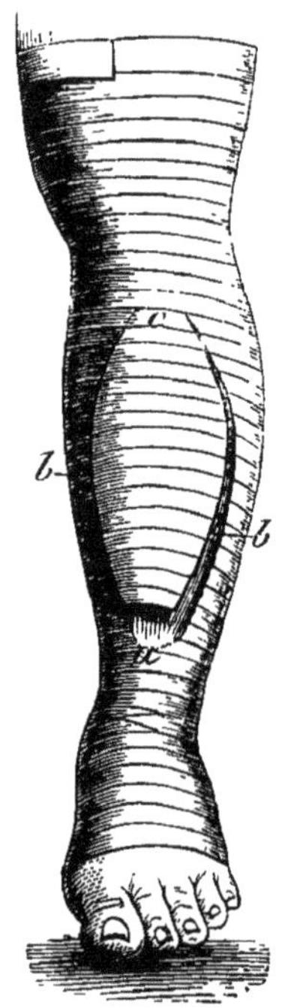

Fig. 4 (1).

On assujettit la valve immédiatement après sa formation, par

(1) Cette figure représente la valve un peu soulevée.

une bande roulée ordinaire ou par des bandelettes séparées.

Lorsqu'une bande non plâtrée est appliquée au-dessous du bandage plâtré, il peut arriver en voulant former une valve, que la branche des ciseaux ne tombe pas entre deux doloires de la bande sous-jacente et que les ciseaux soient empêchés dans leur action. Pour y remédier on éloigne un instant les ciseaux et on fait dans la bande non plâtrée, avec des ciseaux ordinaires, ou avec un couteau pointu, une petite ouverture par laquelle on introduit la branche boutonnée des ciseaux au-dessous du bandage, pour continuer l'incision.

ART. 3. — DESCRIPTION DE QUELQUES BANDAGES QUI EXIGENT UNE CONFECTION SPÉCIALE.

1° Le bandage plâtré pour la fracture du fémur;

2° Le bandage plâtré pour la fracture du fémur, mobile dans le sens de sa longueur;

3° Le bandage plâtré pour la fracture de la clavicule;

4° Le bandage plâtré à bandelettes séparées.

1° DU BANDAGE PLATRÉ POUR LA FRACTURE DU FÉMUR.

Après avoir onctionné le membre de cérat et opéré l'extension, la contre-extension et la coaptation de la fracture, on enveloppe le membre des bandes plâtrées de la manière décrite en parlant du bandage plâtré en général, c'est-à-dire on mouille successivement les bandes plâtrées et on en enveloppe le membre depuis les orteils jusqu'à la partie supérieure de la cuisse (fig. 5, *a*, *a*, *a*).

Afin d'immobiliser l'articulation coxo-fémorale qui n'est pas comprise dans les tours circulaires, on ajoute à la partie supérieure du bandage une rallonge qui s'étend jusqu'au-dessus de l'articulation du fémur avec le bassin. A cet effet on coupe dans les bandes plâtrées 12 ou 15 bandelettes de 15 à

20 centimètres de longueur ; on trempe une de ces bandelettes

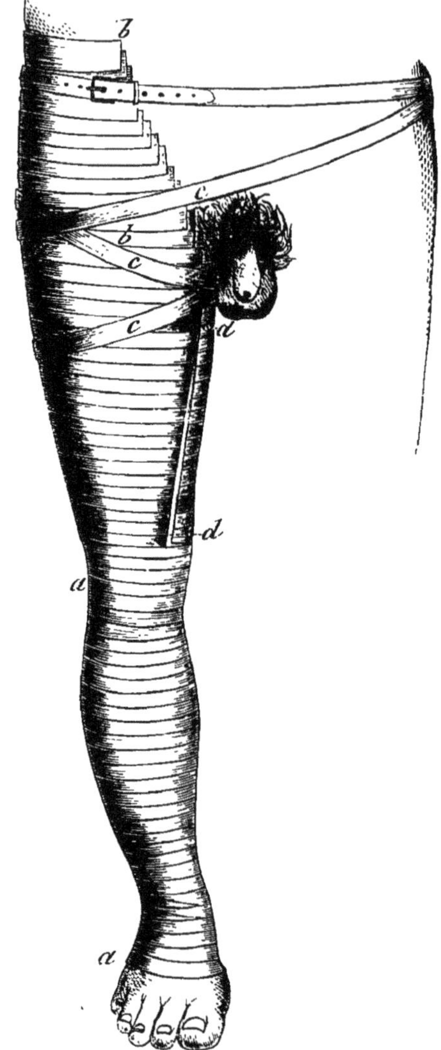

Fig. 5 (1).

dans un bassin rempli d'eau, et lorsqu'elle est bien mouillée,

(1) Cette figure représente le bandage incisé du genou jusqu'au bassin, et dont les valves sont légèrement chevauchées.

on l'applique sur la dernière circulaire du bandage fémoral. On procède de la même manière pour les autres bandelettes qu'on mouille et qu'on applique successivement jusqu'à ce que la rallonge ait atteint la hauteur nécessaire, *b*, *b*.

Pour affermir cette rallonge contre le bassin, on entoure celui-ci d'un fort bandage de corps, ou bien d'une ceinture de cuir. On applique cette ceinture en ∞ de chiffre autour du bassin et sur la partie supérieure du bandage de la cuisse, *c*, *c*, *c*, *c*.

Afin de pouvoir rétrécir le bandage lorsque celui-ci est devenu trop large, on l'incise depuis le genou jusqu'au bassin et après avoir fait chevaucher les valves on les assujettit par des rubans ordinaires ou par des bandelettes ou bandes plâtrées, *d*, *d*.

Il sera superflu de dire que l'on doit prémunir les parties molles situées autour du pubis et de l'ischion contre l'action du bord supérieur du bandage.

5° DU BANDAGE POUR LA FRACTURE DU FÉMUR MOBILE DANS SON AXE LONGITUDINAL.

Le bandage dont suit la description trouvera son application dans les cas où la disposition de la fracture exige une forte extension et contre-extension, ou bien lorsque la lésion des parties molles, ou la contraction des muscles est telle qu'il serait dangereux d'opérer la réduction des fragments immédiatement après la production de la fracture, et que par conséquent l'extension et la contre-extension doivent être différées.

On commence par opérer l'extension, la contre-extension et la coaptation de la fracture, pour autant que le permet l'état des parties lésées. On onctionne le membre avec du cérat, puis on revêt de ouate les parties qui sont exposées à des pressions; le bassin surtout sur lequel s'exerce la contre-extension doit être garni d'une couche épaisse de ouate et de compresses afin de le prémunir contre une trop forte pression.

Le bandage se compose de deux parties ou moitiés : une supérieure et une inférieure, (fig. 6, I, II). La moitié supé-

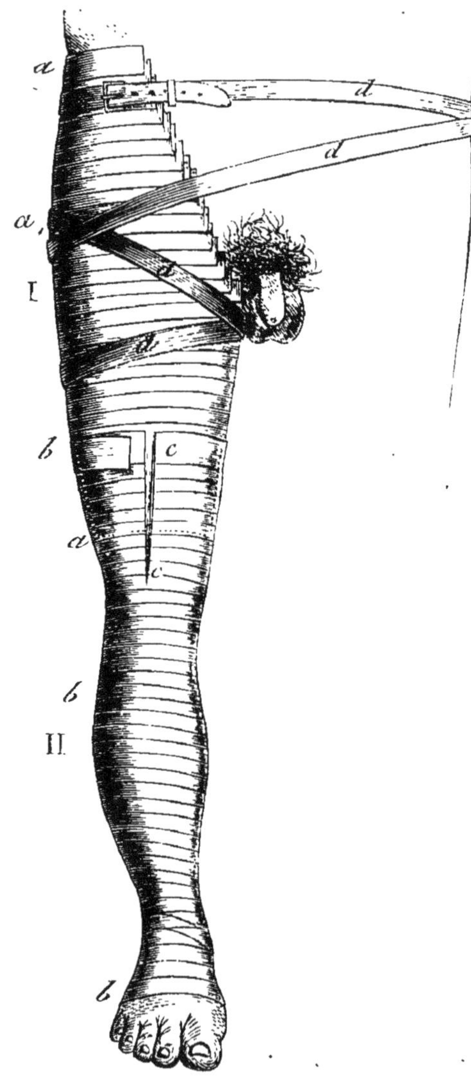

Fig. 6.

rieure destinée à maintenir la contre-extension, s'applique la première et s'étend depuis quatre travers de doigt au-dessus du genou, jusqu'à la partie supérieure de la cuisse et du bassin, *a*, *a*, *a*.

L'extrémité inférieure de cette première partie du bandage est soigneusement recouverte de deux ou trois couches superposées de papier buvard, ou bien on l'enveloppe d'une bandelette de taffetas ciré, dans une étendue de 10 à 15 centimètres, afin d'empêcher que le bandage inférieur qui doit emboîter dans une étendue de 5 à 6 centimètres cette partie recouverte de papier ou de taffetas ciré, ne s'y colle pas.

La moitié inférieure du bandage qui maintient l'extension, commence aux orteils et s'étend, comme il a été dit ci-dessus, jusque sur l'extrémité inférieure du bandage fémoral entourée de papier buvard, qu'elle doit emboîter, *b*, *b*, *b*. De cette manière on obtient la mobilité des deux parties du bandage que l'on peut faire glisser l'une sur l'autre.

On divise l'extrémité supérieure de cette dernière moitié du bandage avec des ciseaux, dans une étendue de 15 à 20 centimètres, *c*, *c*. Cette incision a pour but de pouvoir resserrer et assujettir solidement la moitié inférieure sur la moitié supérieure du bandage, après l'extension suffisante du membre. Pour cela on fait chevaucher les bords de l'incision et on les fixe par quelques liens simples ou par une bande plâtrée.

La rallonge du bandage qui doit rendre immobile l'articulation coxo-fémorale, s'applique et se fixe autour du bassin à l'aide d'un bandage de corps ou d'une ceinture de cuir, comme il a été dit précédemment dans la description du bandage pour la fracture du fémur, *d*, *d*, *d*, *d*.

Ce bandage à extension, par la propriété qu'il a de maintenir les muscles étendus le long des os fracturés, peut être considéré également comme un puissant moyen d'empêcher le déplacement latéral des fragments. Il trouvera son application non-seulement dans les fractures du fémur, mais dans toute fracture des membres qui peut exiger une forte extension et contre-extension.

6° BANDAGE PLATRÉ POUR LA FRACTURE DE LA CLAVICULE.

Après avoir opéré la coaptation des fragments de la manière ordinaire en portant l'épaule en haut, en arrière et en dehors, et avoir placé le coussin de Desault dans le creux de l'aisselle, on enveloppe le bras d'une bande ordinaire et on l'assujettit

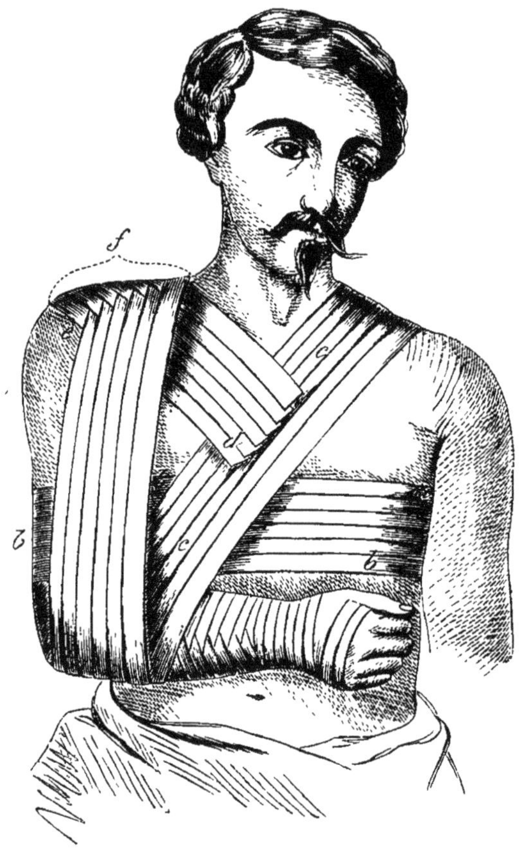

Fig. 7.

solidement contre la poitrine de la manière suivante. On fixe le chef d'une bande plâtrée bien mouillée, au côté sain de la poitrine, (fig. 7, *a*). On porte cette bande sur le devant de la poitrine, sur la partie inférieure du bras du côté blessé, et on revient par le dos au point où l'on a commencé le premier jet. On répète ce tour de bande 6 à 8 fois, afin de fixer solidement le membre lésé contre la poitrine, *b*, *b*, *b*.

Dans le but de maintenir l'épaule élevée, on applique 6 à 8 tours de bande plâtrée qui commencent au-dessous du coude du côté lésé, montent obliquement sur le devant de la poitrine, passent sur l'épaule saine et retournent par le dos vers leur point de départ au-dessous du coude, où ils sont fixés, *c*, *c*, *c*.

On applique en dernier lieu un spica sur l'épaule blessée, afin d'empêcher le déplacement latéral des fragments. Après avoir rempli de ouate les inégalités au-dessus et au-dessous de la clavicule, on applique le chef d'une bande plâtrée sur la partie antérieure du bandage qui maintient l'épaule élevée (*d*). On passe sur l'épaule et la face postérieure du bras au-dessous du coude du côté lésé, et on revient par la face antérieure du bras à l'épaule malade, où la bande se croise (*e*), et dont on fixe l'extrémité sur la partie dorsale du bandage qui soutient l'épaule. Il faut aussi répéter ce tour de bande 6 à 8 fois, afin de donner au spica une étendue et une solidité suffisantes (*f*).

On recouvre de ouate les deux épaules et le coude du côté malade, pour garantir ces parties de la pression du bandage.

7° BANDAGE PLATRÉ A BANDELETTES SÉPARÉES.

D'après le procédé indiqué, on prépare des bandes plâtrées de *flanelle*, de 2 à 3 mètres de longueur et de 6 centimètres de largeur. On roule ces bandes bien serrées et on les conserve pour l'usage.

Pour s'en servir, on en découpe des bandelettes assez longues pour faire une fois et demi le tour du membre fracturé.

Je suppose une fracture de la jambe ; on arrange 10 à 15 de ces bandelettes sur un coussin garni d'une alèze, de manière que les bandelettes se couvrent dans le tiers ou la moitié de leur largeur (fig. 8).

A l'endroit où repose le mollet il faut fortifier ce bandage

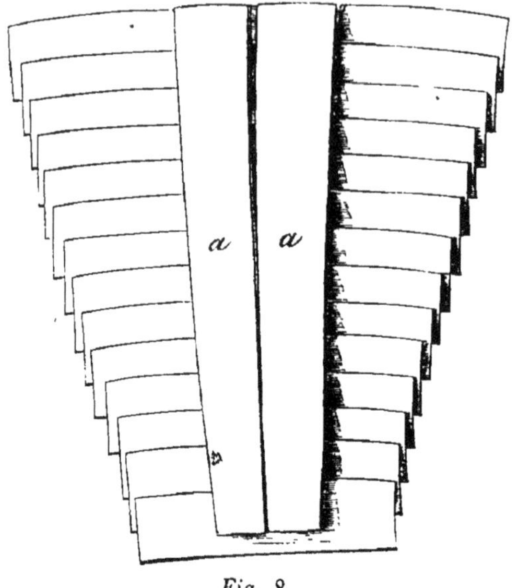

Fig. 8.

par deux bandelettes plâtrées, placées dans le sens longitudinal du membre, *a*, *a*.

Le membre étant placé sur cet appareil ainsi préparé, on onctionne la peau et on procède à la réduction de la fracture; on enveloppe le pied de quelques bandelettes plâtrées; on mouille ensuite en faisant tomber de l'eau d'une éponge, une ou deux bandelettes séparées que l'on applique immédiatement autour du membre et l'on procède de la même manière pour les autres bandelettes. Lorsqu'on le préfère, on peut d'abord appliquer les bandelettes séparées autour du membre, et après cela envelopper le pied pour le rendre immobile.

Ce bandage peut être incisé et rendu amovible, de la même façon qu'un bandage plâtré à bande roulée.

FIN.

TABLE.

FIN DE LA TABLE.

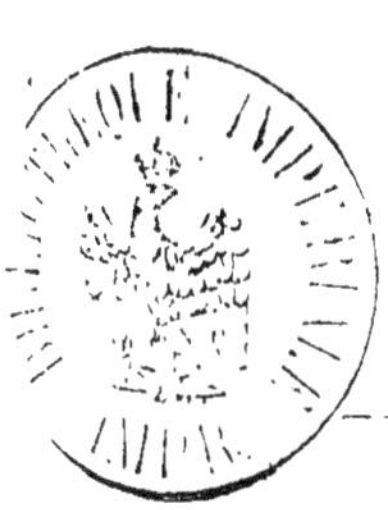

Corbeil, typographie et stéréotypie de Crété.

www.ingramcontent.com/pod-product-compliance
Ingram Content Group UK Ltd.
Pitfield, Milton Keynes, MK11 3LW, UK
UKHW020448220726
13923UKWH00005B/2404

9 782019 294397